CLINIQUE DE L'HOPITAL DU MIDI

DE LA

SYPHILIS MALIGNE

PAR

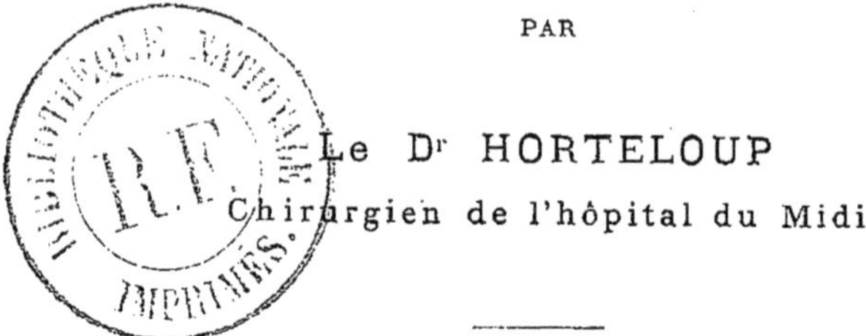

Le Dr HORTELOUP
Chirurgien de l'hôpital du Midi

LEÇONS RECUEILLIES PAR

E. HERPIN
Interne du service

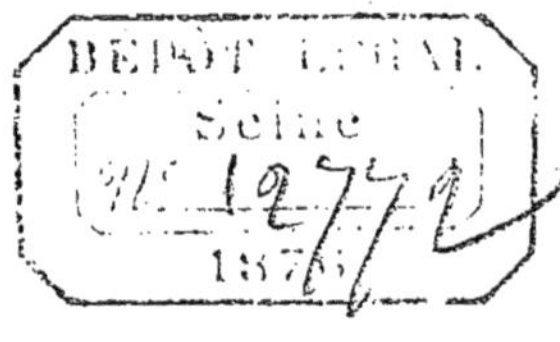

Extrait de *la France médicale*, nos 86, 87 et 88.

PARIS
V. ADRIEN DELAHAYE, LIBRAIRE-ÉDITEUR
PLACE DE L'ÉCOLE-DE-MÉDECINE
1876

DE LA

SYPHILIS MALIGNE

Messieurs,

Je veux mettre à profit la présence, dans nos salles, de deux malades atteints de syphilis maligne, pour vous entretenir de cette forme si grave que peut présenter la syphilis, non-seulement à cause de l'évolution rapide et de l'apparition hâtive de lésions ordinairement tardives, mais encore, à cause de l'altération profonde que la syphilis fait éprouver à la constitution générale.

Le premier de nos malades est un coiffeur, âgé de 26 ans, qui entre le 10 mai, salle X, n° 3, dans un tel état d'affaiblissement qu'il peut à peine se tenir debout.

Au mois de décembre 1875, quinze jours après le dernier coït, cet homme vît apparaître sur le gland un bouton, qui se couvrit d'une croûte et forma bientôt une ulcération de la largeur d'une pièce de 20 centimes, et qui s'accompagna de la tuméfaction bilatérale des ganglions de l'aine. Cette plaie fut guérie en un mois.

Vers le 15 janvier, cinq semaines après le coït infectant, survint à l'extrémité du gland une plaie qui prit presqu'aussitôt l'aspect gangréneux, gagnant rapidement en profondeur. Peu de temps après se déclara un violent mal de gorge et, presque simultanément, sur le corps et les membres, se développèrent de larges pustules qui s'ulcérèrent et se couvrirent de croûtes.

A son entrée à l'hôpital, nous constatons : une plaie grise pultacée qui comprend la moitié inférieure du gland ; de nombreuses ulcérations d'ecthyma profond, larges comme des pièces de 5 francs, et dont le moulage, exécuté par M. Jumelin, peut vous donner la reproduction exacte. Ces plaies d'ecthyma sont répandues sur le tronc, les bras, les cuisses ; elles sont recouvertes par de larges croûtes brunâtres que l'on peut facilement détacher.

Une vaste ulcération occupe tout le bord du pilier antérieur droit du voile du palais et la moitié droite de la luette, avec rougeur inflammatoire de tout le voile du palais et du pharynx.

Mais ce qui nous frappa surtout, ce fut l'altération profonde de l'état général. Comme je vous l'ai déjà dit, cet homme pâle, amaigri, pouvait à peine se tenir debout, l'appétit était nul et un accès fébrile survenait tous les soirs. En un mot, son état offrait tous les signes d'une cachexie avancée.

Nous nous informons, auprès du malade, si quelques causes dépressives ont pu influer sur l'état général, mais rien de semblable n'a existé. La santé antérieure a toujours été très-bonne; cet homme nous dit qu'il se donne une nourriture très-substantielle et qu'il ne peut trouver aucune cause de perturbation physique ou morale.

Le second malade, salle XI, n° 15, est entré le 14 juin 1876; il a 28 ans et exerce la profession de musicien dans un grand théâtre de Paris. A la fin de juillet 1875, il contracta deux chancres syphilitiques situés, l'un dans le sillon balano-préputial à trois centimètres du frein, le second au niveau même du frein. Ces deux chancres se réunirent et formèrent une large ulcération gangréneuse qui détruisit une partie du gland. Peu de temps après l'accident primitif, apparurent une roséole puis des syphilides papulo-squameuses.

En décembre 1875, se développèrent sur le dos des syphilides tuberculeuses qui s'ulcérèrent ; leur évolution dura environ vingt jours.

En janvier il commença à souffrir de la gorge, mais ce symptôme disparut rapidement; il y a un mois il remarqua, sur la langue, un gros bouton.

A son entrée, nous constatons, sur le dos, des tubercules non ulcérés et des cicatrices blanches, gaufrées, d'anciens tubercules ulcérés.

Sur le milieu de la langue, nous distinguons une vaste plaie profonde, anfractueuse, avec une teinte grise tachetée de points rouges; ce moulage, que j'ai fait exécuter, nous a appris que, derrière cette plaie, il en existe deux autres ainsi que vous pouvez le voir sur cette pièce.

Au niveau des commissures, se trouvent deux plaques érosives des lèvres.

Mais ce qui attira surtout notre attention lorsque ce malade se présenta à la consultation, ce fut son état général. Cet homme n'a pas beaucoup maigri, mais son teint est jaune, blafard, terreux; il parle difficilement, non pas seulement à cause de l'état de sa langue, mais parce qu'il semble comprendre difficilement les questions qu'on lui adresse. Il est très-faible et demande à se coucher dès son arrivée dans la salle.

En recherchant ses antécédents, nous apprenons qu'il est d'une bonne santé habituelle, qu'il s'est toujours bien nourri, qu'il n'a éprouvé aucun chagrin et que, lorsqu'il s'est présenté à l'hôpital, il venait de passer un mois dans sa famille, à la campagne, c'est-à-dire au grand air et dans d'excellentes conditions hygiéniques.

En résumé, voici deux individus, jouissant d'une bonne santé, vivant dans de bonnes conditions hygiéniques, qui gagnent la syphilis. Le premier a un chancre insignifiant qui, à peine guéri, est suivi d'accidents pustulo-ulcéreux qui ne surviennent d'ordinaire que vers la fin de la deuxième année. Le second a un chancre gangréneux, suivi de premiers accidents généraux très-peu graves, mais, au huitième mois, apparaissent des accidents tertiaires.

En outre, l'état général est considérablement modifié; car, en moins d'un an, ces deux malades se présentent dans un tel état d'affaissement, d'épuisement, d'anéantissement moral et physique qu'on les croirait arrivés à la période ultime d'une affection organique.

Voyez, messieurs, la différence qui existe entre l'histoire de ces individus et celles des malades que vous rencontrez journellement dans nos salles !

Il serait presque superflu de parler de la syphilis bénigne, celle dans laquelle les poussées arrivent dans un ordre régulier, pas trop précipité, dont l'évolution s'effectue, en deux ou trois ans, sans grande secousse pour le malade.

Mais prenons un cas plus grave et comparez les observations que je viens de vous citer avec celle de l'homme couché, lit 21, salle IX. Voilà une syphilis grave, mais quelle différence ?

Cet homme, B..., tourneur, âgé de 37 ans, est entré le 15 avril 1876. Il a eu, il y a deux ans, un large chancre gangréneux, soigné à l'hôpital Saint-Louis, dont la cicatrice très-apparente occupe les deux tiers de la circonférence de la verge.

Trois semaines après le début de son chancre, il survint plusieurs ulcérations qui furent désignées sous le nom de rupia. Dans la même année, survint une syphilide ulcéreuse du gland qui a laissé des pertes de substance, assez considérables. Il y a quatre mois, syphilides ulcéreuses du bord droit de la langue, dont on voit encore des traces sous forme de sillons déprimés.

Lorsque cet homme entra à l'hôpital, il avait le corps couvert de syphilides ulcéreuses, dont vous pouvez vous faire une idée en examinant ces diverses pièces dues à M. Jumelin. Le cuir chevelu est couvert d'impétigo profond ; le visage présente de vastes ulcérations profondes, à bords déchiquetés ; sur la poitrine, des ulcérations ont presque détruit les mamelons.

Voilà à coup sûr, messieurs, une syphilis grave, par la rapidité avec laquelle ces accidents sont survenus et par le temps que chaque poussée a mis à disparaître. Mais examinez l'aspect de ce malade, interrogez-le ? Vous constaterez que cet individu est fort, vigoureux, que l'appétit est conservé. Il vous dira qu'il peut exercer sa profession et qu'à peu de chose près, il ne se trouve pas affaibli.

Ainsi chez ce malade, dont la syphilis a donné lieu à de graves manifestations dont on voit encore les traces sur le corps, il n'y a rien d'effrayant et il serait impossible, pour en caractériser la nature, de se servir de l'expression de malignité.

M. Ricord n'avait pas manqué de reconnaître cette forme particulière de la syphilis, mais c'est principalement M. Bazin, qui, le premier, a bien fait ressortir ce caractère de malignité, si caractéristique, et ses idées furent exposées, d'une façon très-remarquable, dans une excellente thèse de notre collègue M. Dubuc.

Cette thèse porte le titre suivante : *Des syphilides malignes précoces;* je crois, en me basant sur certaines raisons que je vous exserai plus loin, qu'il est préférable de décrire cette affection sous le nom de syphilis maligne. Il y a quelques mois, M. Ory, interne de notre savant maître M. Hardy, a publié une bonne thèse dans laquelle il a cherché à établir l'étiologie de cette terrible maladie.

Le caractère particulier imprimé par la syphilis maligne aux manifestations extérieures consiste dans la facilité et dans la rapidité avec lesquelles toutes ces manifestations marchent vers l'ulcération. Les deux lésions que l'on observe le plus souvent sont des pustules et des tubercules.

Les tubercules peuvent affecter deux marches ; dans la première, il y a tendance à l'ulcération simple ; dans la seconde, la gangrène vient compliquer l'ulcération.

M. Bazin admet deux variétés :

1° Syphilide purovésiculeuse ;

2° Syphilide tuberculo-ulcérante gangréneuse.

M. Dubuc a cru nécessaire d'admettre une classification plus étendue ; il admet trois variétés :

1° Syphilide puro-crustacée ulcéreuse ;

2° Syphilide tuberculo-crustacée ulcéreuse ;

3° Syphilide tuberculo-ulcérante gangréneuse ;

Je n'attache pas une grande importance à ces classifications basées sur les caractères physiques des manifestations extérieures; ce ne sont pas les éruptions qui donnent, à la maladie, le cachet de malignité ; mais bien l'état général. On pourrait trouver les mêmes lésions sur des individus ne présentant nullement de syphilis maligne. Aussi passerai-je rapidement sur leur description.

Les syphilides pustuleuses appartiennent à la classe de l'ecthyma profond ou de l'impétigo; elles sont de la dimension d'une pièce de 5 francs; elles ne sont pas toujours très-nombreuses, ainsi que vous pouvez le remarquer chez notre malade du numéro 15, salle X. Cependant voici une photographie d'un nommé Gauthier, dont j'aurai l'occasion de vous parler, qui prouve qu'on peut trouver ces lésions à l'état confluent. La face, le tronc, les membres peuvent être atteints.

La suppuration se sèche et forme rapidement des croûtes épaisses, composées d'une série de lamelles imbriquées au-dessous les unes des autres, d'une couleur noirâtre ou, dans quelques cas, d'une couleur verdâtre qui leur donne, tout à fait, l'aspect d'écailles d'huitres (*pustulæ ostracosæ*). Les croûtes sont souvent soulevées par du pus en assez grande quantité, ce qui facilite, sous l'influence du frottement, la chute de ces écailles. On trouve alors de larges plaies dont les bords sont taillés à pic, le fond est grisâtre, pultacé, fongueux, saignant au moindre contact, et tout autour se trouve une auréole rougeâtre. M. Dubuc a décrit, dans quelques cas, un soulèvement bulleux, qui augmente les dimensions des ulcères.

Après les premières croûtes, il s'en reforme de nouvelles qui tombent à leur tour pour être suivies d'une nouvelle poussée, et enfin, la guérison s'obtient, laissant des cicatrices indélébiles, d'une forme irrégulière, d'une couleur blanche ressemblant à la cicatrice de la brûlure.

Les tubercules, comme je vous l'ai dit, arrivent de deux manières à l'ulcération.

Dans la première, les tubercules peuvent rester quelque temps sous la forme de petites tumeurs pleines, arrondies, d'un rouge sombre, puis il se forme au centre des croûtes brunâtres, qui tombent et laissent voir des ulcérations analogues à des cupules. Lorsqu'ils guérissent, la cicatrice est déprimée au centre, gaufrée à la circonférence et elle présente une résistance, une sensation très-nette d'induration.

Dans la seconde manière, que l'on peut nommer forme gangréneuse, il se produit, au centre, un eschare à zone concentrique s'élargissant rapidement aux dépens des tissus environnants, qui présentent l'aspect d'un gros bourrelet dur et résistant.

Lorsque le travail d'élimination se produit, il se forme, autour de l'eschare, un sillon inflammatoire et la masse noire, gangrénée, se détache en laissant une vaste cavité anfractueuse, d'une teinte grisâtre, à la suite de laquelle se forme une cicatrice déprimée.

Il est rare que tous les tubercules que l'on trouve sur un même malade présentent une marche identique ; ainsi, sur notre second malade de la salle XI, vous avez vu cette forme gangréneuse pour les tubercules de la langue, tandis que ceux du dos n'ont pas été atteints par la gangrène.

Je viens de passer en revue les différentes manifestations cutanées que l'on observe dans les syphilis malignes, mais le point vraiment important, sur lequel je veux appeler votre attention, c'est l'état général, car c'est son étude qui donne le vrai cachet de malignité.

Le premier phénomène que l'on constate, c'est l'affaiblissement; en quelques jours, les malades voient leurs forces disparaître à tel point qu'ils ont de la peine à rester debout. Le nommé Gauthier, dont je vous ai montré la photographie et dont l'observation a été rapportée dans la thèse de M. Ory, était dans un tel marasme, lors de son arrivée à l'hôpital du Midi, qu'il fallut le monter dans la salle et, pendant plusieurs semaines, il lui fut impossible de se tenir sur une chaise. Notre malade de la salle IX était, presque, dans le même état à son entrée.

L'amaigrissement est en général assez rapide et la peau prend un aspect terreux qui se rapproche de la teinte cachectique ; chez notre second malade de la salle X, l'amaigrissement n'était pas très-considérable, mais le visage avait un air hébété, les traits étaient altérés et tout indiquait un état des plus graves.

Dansnos deux observations, on a constaté une fièvre assez intense, revenant tous les soirs; chez un malade de M. le professeur Hardy, le début des accidents fut indiqué par un tel accès de fièvre que l'on crut avoir affaire à une fièvre éruptive.

Dans quelques cas on a noté des troubles du système nerveux, un des malades de M. Dubuc présenta du coma ; un autre, des crises épileptiformes ; notre malade aux tubercules de la langue comprenait lentement nos questions et un des côtés de son visage, le droit, paraissait paralysé.

Chez notre malade à la photographie, Gauthier, nous avons constaté une notable quantité d'albumine dans les urines, 4 gr. par litre, qui diminua à mesure que les forces revenaient.

Un des principaux caractères de la syphilis maligne, c'est la rapidité avec laquelle les accidents se produisent ; c'est, en général, dans la première année qui suit le chancre, le plus souvent quelques mois après, et parfois au bout de quelques semaines ; ainsi, dans le cas de Gauthier, le chancre n'était pas guéri, que le corps était couvert de syphilides pustulo-ulcéreuses et que les symptômes généraux se manifestaient.

Abandonnée à elle-même, la syphilis maligne aurait certainement une terminaison fatale ; M. Guibout a rapporté une observation dans laquelle la mort arriva en sept mois. Heureusement, cette terminaison est rare ; la thérapeutique, bien dirigée, nous offre de grandes ressources et, après une série de poussées extérieures, les accidents généraux s'amendent, les forces reviennent, et la guérison s'effectue.

Je ne m'arrêterai pas à vous faire le diagnostic détaillé des syphilis malignes, mais je veux appeler votre attention sur la distinction très-grande qu'il faut faire entre la syphilis maligne et la syphilis grave.

Dans la syphilis maligne, les lésions sont d'une nature bien plus profonde, ce sont des éruptions tertiaires survenant dans les quatre, six et huit premiers mois, et s'accompagnant de cette effrayante dépression de l'organisme qui donne le véritable cachet à la maladie.

Dans la syphilis grave, il n'en est plus de même ; les lésions extérieures sont étendues, à évolution rapide, mais elles marchent graduellement, elles suivent l'ordre d'apparition régulière.

Quant à l'état général, la différence est tout aussi sensible. Comparez nos malades atteints de syphilis maligne avec le malade de la salle 9, que je vous ai signalé. Cet homme a une syphilis grave ; depuis deux ans, il a vu apparaître de nombreuses éruptions ulcéreuses, mais il a conservé les apparences extérieures de la santé ; il est certainement un peu plus faible, depuis qu'il est syphilitique, mais il peut travailler et rien, dans son état, ne nous autorise à employer la signification de malignité. Chez les deux autres malades, au contraire, aucune autre expression ne pourrait peindre l'état d'affaiblissement, dans lequel ils se sont présentés à notre examen et qui, s'il n'était pas occasionné par la syphilis, serait déclaré, presque sans hésitation, au-dessus des ressources de l'art.

Maintenant, messieurs, il convient de se demander à quoi il faut attribuer ce cachet de malignité que peut revêtir la syphilis? Avant de vous communiquer les réflexions qui m'ont été suggérées par l'étude attentive des faits, signalons d'abord les diverses opinions qui ont été émises jusqu'ici. On a successivement mis en avant :

1° La force du virus, en se basant sur la gravité plus grande des syphilis exotiques ;

2° La nature du chancre. M. Bassereau a signalé ce fait que les chancres ulcéreux étaient presque toujours suivis de syphilis graves. M. Dubuc, sur 7 cas, en a constaté 4, ayant succédé à des chancres qu'il appelle phagédéniques. M. Verneuil, sur deux cas, signale deux chancres semblables ;

3° Le siége du chancre. On a remarqué que le chancre extra-génital était plus souvent suivi d'accidents graves;

4° L'influence du terrain. M. Ory, dans sa thèse, fait tout dépendre de la débilitation de l'organisme et admet que le lymphatisme, la scrofule, l'alcoolisme, la débauche, les chagrins, la misère, un âge avancé, sont les causes habituelles des syphilides malignes précoces.

Or, vous avez vu, messieurs, que de nos deux malades, un seulement, a eu un chancre gangréneux; l'autre, un chancre des plus bénins ; chez les deux, l'accident primitif a occupé la région génitale et pour aucun d'eux on ne peut faire intervenir les privations, la misère physiologique, ni aucune des autres causes d'ordre moral, invoquées par M. Ory. L'un d'eux venait même de passer un mois à la campagne dans sa famille. Que faut-il donc admettre? Pour moi, la syphilis maligne dépend d'une cause individuelle. Il en est d'elle comme de toute maladie, que nous pouvons voir prendre, chez certains sujets, sans cause appréciable, un caractère de gravité exceptionnelle, s'accompagnant de complications tout à fait anormales.

Pour bien se rendre compte des faits qui vont se passer, il faut savoir ce que c'est que la syphilis? Une maladie débilitante au premier chef, et la preuve en est dans les modifications du sang que l'on note dès le début de l'affection : diminution des globules, augmentation de l'albumine.

Eh bien, un malade gagne la syphilis, que va-t-il arriver? pouvons-nous le savoir? pouvons-nous prévoir s'il supportera bien ou mal cette cause d'affaiblissement?

Assurément non.

L'obscurité qui a régné pendant si longtemps et qui règne encore sur l'étude de la syphilis provient de ce qu'on a voulu en faire quelque chose de trop spécial, au lieu de se laisser guider par la pathologie générale.

Au lieu de la syphilis, supposons un autre empoisonnement, par exemple, celui provenant d'émanations cadavériques.

Nous avons tous été à même de constater que plusieurs personnes séjournant dans une même salle, soumises aux mêmes influences, peuvent cependant être diversement affectées et présenter tous les spécimens de l'intoxication cadavérique, depuis l'odeur des gaz intestinaux, la diarrhée, la céphalalgie, la dyspnée, jusqu'au frisson, à la fièvre, à la syncope, à l'infection putride.

Dans la syphilis, nous retrouvons des degrés semblables ; une femme peut contaminer trois individus, l'un aura une syphilis bénigne, l'autre une syphilis grave, et le troisième une syphilis maligne.

Lorsqu'on pensait que les accidents constitutionnels avaient pour point de départ le chancre, il était rationnel d'admettre que la nature des accidents dépendait de celle des chancres ; mais actuellement, nous ne pouvons plus raisonner ainsi.

Le chancre n'est plus considéré comme la cause, mais bien comme la première manifestation de l'infection syphilitique ; par conséquent ; le chancre est grave, parce que l'économie est profondément infectée. Aussi, en présence d'un chancre grave, devons-nous craindre une syphilis sérieuse ?

Je sais, messieurs, que l'on peut objecter à ce raisonnemment que, chez plusieurs de nos malades atteints de syphilis maligne, le chancre a été bénin, tandis que, chez beaucoup d'individus atteints de chancres graves, les accidents constitutionnels ont été insignifiants. Sans vouloir examiner le rôle que la thérapeutique a pu jouer dans ces derniers faits, je répondrai que toutes les maladies infectieuses peuvent nous donner l'explication. Est-ce que dans une fièvre typhoïde, dont le premier septénaire n'a présenté aucune gravité, on ne voit pas survenir de terribles accidents ? De même, dans une variole dont le début a présenté un ensemble effrayant, l'évolution peut être très-simple.

Eh bien, revenons à la syphilis et voyons comment se passent les faits. Un homme prend la syphilis, il est profondément imprégné par cet empoisonnement ; la première manifestation, le chancre, s'en ressent et nous constatons un chancre gangréneux, ulcéro-pultacé ; il est rare qu'un individu, atteint de cette manière, ne vienne pas réclamer des soins, et si la thérapeutique, alors, intervient d'une façon opportune, on pourra enrayer le mal.

Supposons un autre malade; celui-ci a pris la syphilis, l'empoisonnement marche lentement, l'économie se défend, nous verrons un chancre insignifiant, mais l'action toxique continue, elle infecte de plus en plus l'économie et les secondes manifestations pourront se présenter avec un véritable caractère de malignité.

Il y a donc là une lutte ouverte entre la constitution et le virus syphilitique; si l'état général peut résister, tout s'accomplira sans de trop grosses pertes ; mais si la syphilis trouve un sujet débile, il n'en sera plus de même. C'est en nous plaçant à ce point de vue, que nous acceptons l'importance de toutes les influences dont M. Ory a voulu faire les causes principales de la malignité. Les misères, les chagrins; l'alcoolisme, la débauche, la grossesse, l'allaitement, la vieillesse, augmentant l'affaiblissement du sujet, deviennent des causes de la gravité de la syphilis, mais seulement des causes accessoires ; car si ces tristes circonstances étaient toujours accompagnées de malignité, nous verrions nos services envahis par ces malades et, heureusement, les cas de syphilis maligne sont rares.

Les raisons que je viens de vous exposer vous permettront de comprendre pourquoi les syphilis, gagnées dans les pays chauds, jouissent d'un si triste renom. C'est que dès l'arrivée dans de semblables climats, les Européens sont soumis à un grand nombre de causes de débilitation ; le changement de nourriture, la transpiration, autant de circonstances qui mettent l'Européen dans de mauvaises conditions pour lutter contre la syphilis. Nous retrouvons encore les mêmes résultats pour les fièvres intermittentes, le typhus, la dysentérie, si terribles pour les étrangers. Aussi voyons-nous la syphilis, comme les autres maladies infectieuses contractées dans les pays exotiques, s'améliorer et quelquefois s'arrêter dans sa marche par la seule influence du changement de climat.

En résumé, messieurs, nous ne pouvons trouver la véritable raison de la malignité de la syphilis que dans la nature du terrain.

Si la constitution peut lutter contre l'infection de la syphilis, nous assisterons à une évolution bénigne ; si la lutte devient inégale, parce que la constitution trouve encore une nouvelle cause d'affaiblissement soit dans le climat, soit dans la misère, l'alcoolisme, la débauche, etc. ; alors nous verrons la syphilis se présenter sous une forme grave. Mais, pour la syphilis maligne, toutes ces causes réunies ne suffisent pas, il faut une prédisposition particulière.

Il se passe là un fait que l'on peut rapprocher des anémies graves ou anémies essentielles dont on vient de publier de curieuses observations.

Le traitement doit répondre à deux indications bien précises : lutter contre la syphilis et fortifier l'état général.

Vouloir lutter contre la syphilis maligne simplement par le traitement anti-syphilitique, conduit à de médiocres résultats ; il faut recourir à tous les médicaments qui pourront soutenir les malades.

Quelques médecins ont même conseillé de n'administrer les anti-syphilitiques que lorsque les forces seront déjà revenues. Je ne partage pas cette manière de faire et vous avez pu voir que, chez nos deux malades, les deux indications ont été remplies. Nous avons largement administré du vin de quinquina, le sirop d'iodure de fer, l'huile de foie de morue, en même temps que nous prescrivions les anti-syphilitiques.

On a beaucoup préconisé l'iodure de potassium, mais tout dépend du genre de lésions que présente le malade. Lorsqu'on voit, comme chez notre second malade, apparaître des tubercules, l'iodure de potassium est indiqué et, encore, je le prescris concuremment avec les mercuriaux. Lorsqu'au contraire, les lésions se présentent sous l'aspect de syphilides ulcéreuses profondes, on pourrait presque se contenter des mercuriaux, mais vous connaissez comment agit l'iodure de potassium ; aussi peut-on y avoir recours, mais en ne dépassant pas deux grammes par jour.

Nous employons, dans le service, pour administrer le mercure, un procédé sur lequel j'ai déjà appelé votre attention, ce sont les fumigations de calomel.

Les recherches de M. Villejan, notre excellent interne en pharmacie, nous ont prouvé que le calomel employé en fumigations est rapidement absorbé, puisqu'on retrouve le mercure dans les urines, et, grâce à ce procédé, nous n'avons pas la crainte des douleurs d'estomac que le mercure occasionne chez certains individus, principalement chez les individus très-affaiblis.

Nous avons employé les fumigations chez nos malades, ils en prenaient une tous les deux jours, et nous n'avons jamais dépassé 2 gr. 25 par séance ; simultanément on leur faisait prendre deux grammes d'iodure de potassium.

Le résultat a été rapide, et je vous engage à y recourir dans les cas de syphilis maligne ; car vous pouvez ainsi administrer, par l'estomac, tous les fortifiants nécessaires.

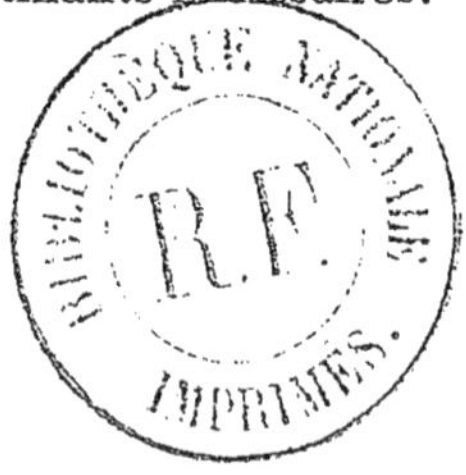

A. PARENT, imprimeur de la Faculté de Médecine, rue Mr-le-Prince, 31.

www.ingramcontent.com/pod-product-compliance
Ingram Content Group UK Ltd.
Pitfield, Milton Keynes, MK11 3LW, UK
UKHW012313240726
13966UKWH00005B/1846